Campardon.

APERÇU

SUR LES MALADIES

QUI ONT RÉGNÉ ÉPIDÉMIQUEMENT

A AUCH

PENDANT LES PREMIERS MOIS DE 1841,

Par M. Campardon,

MÉDECIN.

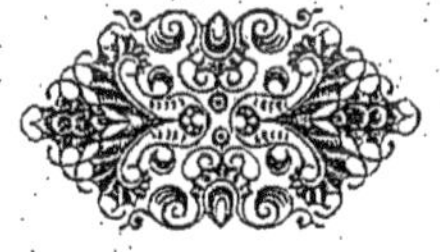

AUCH,

IMPRIMERIE ET LIBRAIRIE DE L.-A. BRUN.

10 Juin 1841.

APERÇU

SUR LES MALADIES

QUI ONT RÉGNÉ ÉPIDÉMIQUEMENT

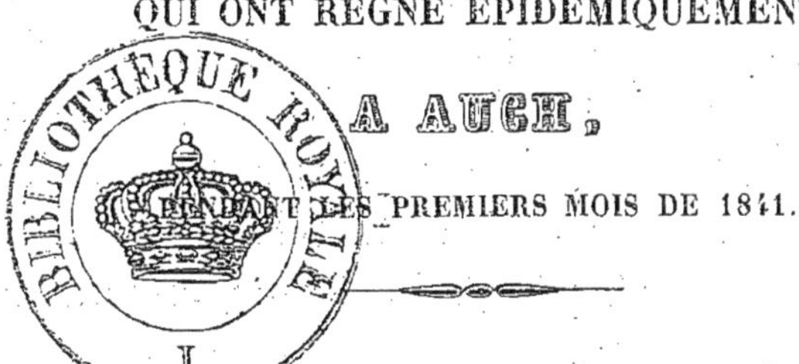

A AUCH,

PENDANT LES PREMIERS MOIS DE 1841.

§. 1er — Historique de l'Épidémie. — Dans le mois de février dernier, une maladie se déclara dans un des couvents de la ville d'Auch. Cette maison, consacrée à l'éducation de jeunes demoiselles, eut bientôt à déplorer la perte de quelques-unes d'entr'elles ; les religieuses elles-mêmes furent atteintes et décimées : Autant de cas graves, autant de morts.

Plusieurs décès, en quelques jours, sur une population restreinte, au milieu de toutes les conditions extérieures de salubrité, produisirent dans la cité une profonde sensation de douleur et de crainte. On regardait ce couvent comme un foyer d'infection dont on évitait les approches. Les pensionnaires furent renvoyées, et une mesure aussi sage contribua, peut-être encore, à augmenter les inquiétudes en les répandant au loin.

Il n'en faillait pas tant pour appeler la sollicitude générale sur un établissement naguère florissant, si digne d'intérêt, d'ailleurs, et si cruellement frappé. Chaque jour on s'enquérait, avec anxiété, de l'état des malades ; chaque jour des bulletins parvenaient jusques dans les quartiers les plus éloignés ; vrais ou faux, erronnés ou exacts, ces bulletins faisaient flotter les esprits entre la tristesse et l'espérance ; et, ordinairement, ces alternatives de bien et de mal, qui offraient toute la péripéthie du drame, en avaient aussi la fin tragique.

Alors le mot *épidémie* fut prononcé, et imprima dans le monde une profonde sensation de terreur. On recommanda en chaire des prières publiques ; des médecins étrangers furent appelés. Quelle est donc cette *maladie du couvent* qui offre un danger si grand, une marche si redoutable ? Le public attend qu'on le rassure en l'éclairant. Loin de là ; il apprend que les médecins ne sont pas d'accord entr'eux ; que quelques-uns ont cessé brusquement leurs visites. On parle de procédés peu délicats, de liens de confraternité rompus, de convenances de langage qui n'ont pas été toujours observées, et en attendant, la maladie fait des progrès.

Ce n'est pas le couvent seulement qui est atteint ; des maladies plus ou moins sérieuses se manifestent en ville et dans les autres établissemens d'instruction publique et privée. Les parents réclament avec instance leurs enfans, et viennent, des extrémités du département, les chercher eux-mêmes. La panique s'est emparée

des esprits. Le Séminaire et les pensions particulières, cédant à des alarmes fort naturelles,
quoique exagérées, anticipent les vacances de
Pâques, et renvoient leur monde ; l'école Norma-
le est rudement frappée, il faut tout le zèle du
directeur et des maîtres-adjoints pour que les
cours ne soient pas interrompus, vu le grand
nombre de malades. Le Collége royal, reste
debout. La contenance de M. le proviseur, plei-
ne de courage et de fermeté, relève le moral des
élèves, soutient celui de tout le personnel, et évi-
te ainsi un déplacement, dont la perte de temps
eût été le moindre inconvénient.

En ville, l'influence épidémique s'étend et se
généralise ; plusieurs membres de la même famil-
le sont simultanément ou successivement alités.
Au moindre mal, on croit avoir la *maladie*. Des
indispositions, qu'on eût abandonnées à la nature dans toute autre circonstance, se compliquent
et s'aggravent de tout le cortége des symptômes
que la peur traîne avec elle. Les médecins sont
appelés pour la cause la plus légère ; ils se multi-
plient, on les voit partout. Ceux de MM. les doc-
teurs, qui sont ordinairement hommes de loisir,
deviennent hommes de pratique, et, comme
d'habitude, tous se donnent pour très occupés.

Il faut en convenir pourtant ; quelques cas,
devenus mortels assez promptement, ne sont pas
propres à rassurer les esprits, d'autant que les
victimes semblent choisies parmi les personnes

jouissant des avantages de la fortune et de la jeunesse. Sous cette impression , des correspondan-
ces trompeuses exagèrent le nombre des malades et des morts ; la peur grossit toutes choses ;
les chiffres donnés, passant au loin de bouche
en bouche , s'enflent outre mesure ; c'est l'œuf
de la fable, à tel point qu'on nous croit pestiférés.

L'autorité s'émeut à la fin ; elle demande au
médecin des épidémies un rapport pour être en-
voyé à M. le ministre de l'intérieur. Le médecin
des épidémies fait son travail , comme l'abbé Ver-
tot avait fait son siége , et pour les mêmes raisons
que lui..... Près du lit des malades, ou dans
une chambre voisine , les hommes de l'art enga-
gent, sur l'emploi du sulfate de kinine, des dis-
cussions sans fin , qui sont écoutées avec avidité
et reproduites au-dehors. Comme eux , le pubic
se passionne pour ou contre, avec toute l'ardeur
des partis politiques. Administré dans les com-
mencemens avec quelque apparence de succès,
ce médicament a des partisans nombreux ; l'en-
goûment va jusqu'au fanatisme. Quelques dames
surtout prônent ses merveilleux effets ; les médecins eux-mêmes résistent avec peine à l'entraî-
nement général..... Mais bientôt tout change de
face ; ce remède héroïque n'est plus qu'un poi-
son mortel ; chacun le repousse ; on a toutes les
peines du monde à le faire accepter , et quand il
est nécessaire, il n'est pris que sous un déguise-
ment.

Croyant à l'identité du mal, malgré la diversité de ses formes, des médecins persévèrent jusqu'au bout dans une méthode unique de traitement; d'autres, moins exclusifs, varient leurs
médications suivant les besoins et les circonstances; quelques-uns déroulent aux yeux du public un tableau de la maladie qui serait effrayant,
s'ils ne prenaient la peine d'annoncer en même
temps qu'ils sont très *heureux* dans leurs cu-
res..... En attendant, la saison change; les
jours variables du printemps font place à une
température plus uniforme; le nombre des malades décroît sensiblement; les établissemens
sont rouverts; la peur cesse; les médecins pren-
nent du repos; quelques malheurs individuels
s'oublient hélas! trop vite; d'autres pèseront
long-temps encore sur les familles. Peu à peu
chacun reprend le train de ses affaires, l'atten-
tion publique se porte sur autre chose, et main-
tenant tout est à peu près fini, excepté les comp-
tes des apothicaires.

Au fait, il n'est pas mort plus de monde, à
Auch, cette année, que les années précédentes,
à la même époque. (1)

---

(1) Voici, d'après les registres de l'état civil, un relevé exact des décès pendant cinq années consécutives, depuis le 1er janvier jusqu'au
31 mai de chaque année.

Années	1837	1838	1839	1840	1841.
Décès	232	155	126	139	143.

Le chiffre 232 de l'année 1837 offre une grande disproportion avec

§. II. -- Des Causes et de leur Action. -- En faisant la part de l'exagération, nous dirons que nous avons eu à Auch beaucoup de malades, non pas relativement à la population, mais comparativement à ce que nous voyons les autres années. Cependant toutes les maladies que nous avons observées n'étaient pas les mêmes; elles différaient entr'elles non-seulement par la forme, mais encore par leur nature. J'insiste sur ce point fondamental, parce que je tiens à établir, d'une manière irréfragable, que nous n'avons pas eu une *maladie épidémique*, mais une constitution atmosphérique qui a rendu les maladies ordinaires de la saison plus nombreuses et plus intenses; car on sait que l'état épidémique n'est pas redoutable seulement parce que le nombre des malades est alors plus grand, mais aussi, et surtout, parce que les maladies sont en général plus fàcheuses.

Personne n'ignore que les constitutions épidé-

---

ceux des autres années; le laissant, pour un moment de côté, nous trouvons que le chiffre 143 de cette année, est le terme moyen des quatre autres.

En 1837 nous eûmes beaucoup de malades, c'est l'année de la grippe; la grippe, fit périr du monde, elle hâta les terminaisons fàcheuses des maladies chroniques des organes pulmonaires; les asthmatiques, les personnes âgées, catarrheuses succombèrent; il mourut aussi beaucoup d'enfans. Il se déclara, en même temps que la grippe, ou immédiatement après elle, une maladie cérébrale qui enleva alors, comme aujourd'hui, plusieurs jeunes gens de la ville. La garnison éprouva une grande mortalité. Sur 232 décès, 25 lui appartiennent.

miques tiennent le plus souvent aux changemens
appréciables de l'atmosphère; on sait également
que les qualités opposées de froid et de chaud,
de sécheresse et d'humidité, agissent moins par
elles-mêmes que par leurs brusques et fréquentes mutations. Eh bien! ce sont ces changemens
subits, ces variations rapides auxquelles nous
avons été en proie pendant tout l'hiver. On peut
se rappeler que les vents qui ont régné le plus
ordinairement pendant cette saison, venaient
brusquement du couchant (depuis le sud-ouest
jusqu'au nord-ouest inclusivement), et ame-
naient quelquefois une différence de 10 degrés
de température du matin au soir.

Il est aussi des époques de l'année qui ont sur
la production et sur la nature des maladies une
action des plus marquées. Le printemps est une
de ces saisons; ceci n'est pas nouveau, Hippo-
crate l'avait dit avant nous. Nous avons eu, en
effet, cette année, toutes les maladies qui s'é-
taient produites les années précédentes à la même
époque. Aussi, nous avons eu des maux de gorge,
des bronchites, des opthalmies, des engorgemens
du tissu cellulaire du cou et des joues; ainsi des
courbatures, des pleurodinies et même des pleu-
ro-pneumonies; ainsi des embarras gastriques
avec ou sans fièvre, etc... Il s'est déclaré en
même temps beaucoup de fièvres intermittentes
de divers types, et même des fièvres intermittentes pernicieuses; nous avons remarqué très-

souvent cet appareil de symptômes désigné sous
la dénomination de fièvres muqueuses avec tendance à l'adynamie et à l'ataxie, des entérites
simples et des entérites avec des symptômes typhoïdes. Enfin, et c'étaient les cas les plus graves, des inflammations des méninges et du cerveau. — Cette année, les coqueluches, chez les
enfans, ont été plus opiniâtres ; les catarrhes pulmonaires, chez les vieillards, plus prolongés. La
plupart de ces maladies se reproduisaient avec
une désespérante facilité. Comme chaque année,
les médecins ont observé les maladies éruptives
de la saison, la rougeole, la variole ; des phleg-
manies cutanées, l'érysipèle, l'érythème, le zos-
ter ou zona, et d'autres éruptions anomales et
fugaces qui ne comptent point dans les cadres
nosologiques.

Certes, les faits nombreux sont quelque chose
en médecine, mais les esprits élevés aiment à
généraliser ces faits, à les coordonner, à les rap-
procher des lois physiologiques qui régissent les
êtres organisés. C'est de ce point de vue, surtout,
que la science a des attraits.

L'impression du froid et de l'humidité occa-
sionne un resserrement spasmodique à la peau,
et détermine en même temps un refoulement
vers les parties intérieures. Il s'établit ainsi sur
un autre organe dont les fonctions sont pour ainsi
dire succédanées de celles de l'organe cutané,
une action plus vive qui, en se reproduisant sou-

vent, ou en se prolongeant, finit par dégénérer en état morbide. Or, tout le monde sait que la sympathie la plus généralement reconnue, est celle qui attache le système dermoïde avec le système des membranes muqueuses, qui sont, pour ainsi dire, la peau intérieure du corps humain.

D'un autre côté, les états successifs de chaud et de froid, dont nous avons parlé, les mouvemens souvent répétés d'expansion et de concentration, les oscillations fortes et fréquentes de la périphérie au centre et du centre à la périphérie, en un mot, un flux et reflux continuel ont dû amener un dérangement notable dans l'économie animale, et surtout une perturbation profonde dans les système nerveux.

Aussi l'analyse a-t-elle démontré que, dans presque toutes les maladies graves, les organes de l'innervation et les voies digestives ont été simultanément ou successivement affectés.

Ainsi s'expliquent des faits qui ont paru au premier coup d'œil très singuliers. Il est digne de remarque, par exemple, que les pauvres, les classes peu aisées et les personnes âgées, ont été moins atteits que ceux qui se trouvaient dans des conditions opposées. Les sœurs de la charité, attachées au bureau de Bienfaisance, m'ont assuré avoir eu, pendant le temps épidémique, moins de malades qu'à l'ordinaire. Il est facile de concevoir, en effet, que chez les vieillards et les gens occupés habituellement à de rudes travaux, le système dermoïde est moins impresssionnable et résiste davantage à l'action des agens extérieurs. Chez eux aussi, en général, le genre nerveux éprouve moins de secousses morales.

Une autre observation digne d'être notée, est celle-ci : les bas quartiers de la ville et ceux situés dans la plaine du Gers ont eu très peu de malades; l'ancien couvent des Ursulines, par exemple, malgré son personnel nombreux, n'a pas été atteint; les endroits élevés, au contraire, l'ont été assez fortement, et la rue de l'Oratoire qui est le point le plus culminant, est celui qui a le plus souffert.

Hyppocrate dans son grand ouvrage *des airs et des lieux*, dit : *On a remarqué que dans les villes situées moitié sur une colline et moitié dans une vallée, certaines maladies affectaient les uns exclusivement aux autres.* Et plus loin il ajoute : *La température des villes exposées aux vents occidentaux est très analogue à celle de l'automne par rapport aux alternatives de froid et de chaud qui se font sentir dans le même jour* (p. 25.) Trad. de Coray.

On sait quelles portions de la ville sont exposées à l'action des vents occidentaux et celles qui en sont abritées.

§. 3. — QUELLE A ÉTÉ AU MILIEU DE TANT D'AUTRES, LA MALADIE MORTELLE? — D'après les observations pratiques que j'ai été à même de faire, ou

que j'ai recueillies auprès de quelques-uns de
mes confrères, je ne puis pas admettre que l'entérite ait été le point de départ de tous les désordres encéphaliques que nous avons remar-
qués. Dans la plupart des cas qui se sont
terminés par la mort, le siége principal du mal
était, selon nous, dans l'encéphale et ses dépendances. Nous n'avons pu, il est vrai, vérifier
qu'une seule fois les lésions cadavériques, (1) (on
sait que dans la pratique civile il est impossible
de se livrer à ces sortes de recherches, d'ailleurs
si instructives.) Mais, encore un coup, il est de
la dernière évidence pour nous, que les malades
mouraient tous par la tête.

En général on peut dire que tous, ou presque
tous les cas d'entérite avec des symptômes typhoïdes, sont guéris avec des moyens très simples. Je ne parle pas de ce qui s'est passé au
couvent, où des causes particulières et locales
ont pu augmenter la mortalité. Je ne parle pas
non plus des cas dans lesquels une médication
intempestive, à titre d'expérimentation ou autre-
ment est venu aggraver les accidents; ces cas
ne doivent point entrer en ligne de compte.

En général aussi, tous ou presque tous les cas

______

(1) A l'ouverture du crâne d'une jeune femme morte à Roquelaure,
au dixième jour de la maladie, nous avons trouvé des adhérences de
la méninge, la substance du cerveau très pointillée, et des injections
sur plusieurs points.

d'inflammation des organes cérébraux ont été mortels : voilà la vérité.

Donc, la *maladie* dont parlait le peuple, la maladie qu'on redoutait pardessus tout, la maladie, en un mot, dont on mourait, était une maladie du cerveau et de ses dépendances, avec ou sans complication d'affection instestinale.

Tout prouve, en effet, que l'appareil de l'innervation était le siége de la maladie; tout le prouve, disons-nous, et les symptômes qui l'accompagnaient et les causes prédisposantes bien constatées chez la plupart des individus qui ont succombé. Ces causes, ne les cherchez pas du côté des intestins; ce n'étaient pas de gros mangeurs, des personnes habituées aux plaisirs de la table, à l'usage des liqueurs spiritueuses, non; c'étaient des jeunes gens ou de jeunes personnes sobres, mais dont le cerveau était faible par nature, ou affaibli par une longue influence de causes énervantes, par l'abus des plaisirs, par des excès de jeunesse, par des passions vives; chez les hommes et les femmes dans la force de l'âge, par des affections tristes de l'âme, par des chagrins profonds et concentrés; chez les élèves, par des contrariétés résultant de leur position, ou par des études rendues pénibles à raison d'une nature ingrate et rebelle qu'il fallait surmonter. Ces causes, en apparence si diverses, agissent toutes sur le cerveau et produisent le même résultat.

Allons plus loin. Les phénomènes que nous avons observés, à un degré plus ou moins intense, isolés ou grouppés (je parle toujours des cas mortels), depuis l'affaissement extrême jusqu'aux déjections involontaires, depuis le tremblement jusqu'à la carpologie, où en trouver la raison suffisante ailleurs que dans une lésion encéphalo-rachidienne? La pesanteur et l'engourdissement du corps, comme si l'influx nerveux avait cessé d'agir sur le système musculaire; la raideur et la contracture des membres; les désordres de l'intelligence, qui ont présenté des nuances infinies depuis la rêvasserie la plus bénigne jusqu'au délire le plus complet; le trouble des sens, la surdité, l'acuité extrême de la vue que le moindre éclat de lumière affectait si péniblement; la langue embarrassée comme dans un commencement de paralysie, etc., etc., n'est-ce pas dans l'encéphale qu'il faut en rechercher la cause? Tout ce cortége effrayant ne dépendait-il pas évidemment d'une lésion cérébrale?

On ne peut pas dire qu'il n'y avait là qu'un effet nerveux sympathique, ce serait étrangement abuser des mots; d'autant que, dans les cas dont nous parlons, les seuls du reste ou presque les seuls mortels, il n'y avait que peu ou point de symptômes abdominaux. Je suis loin de nier, pour cela, l'existence de l'entérite avec des symptômes typhoïdes; nous avons été à même d'en voir un bon nombre d'exemples qui, comme ceux observés par mes confrères, se sont heureusement terminés; mais ce n'étaient pas les cas les plus graves, quoique les plus communs (1).

Ne disons donc pas que nous avons eu une épidémie de typhus, ou même une épidémie de fièvres typhoïdes. Il est mort à Auch peu de monde, et les médecins qui ont eu à traiter des épidémies de typhus ou de fièvres typhoïdes savent combien la mortalité est effrayante, quoi qu'on fasse. Nous passerions pour trop habiles si nous parvenions à persuader que nous avons guéri les dix-neuf vingtièmes de nos malades atteints de ces redoutables affections. Ce ne serait donc qu'une fièvre typhoïde en miniature, d'une bénignité tout-à-fait rassurante, qui faisait grand peur et peu de mal. Soyons vrais, soyons sincères ; les symptômes adynamiques, ataxiques, typhoïdes, comme on voudra les appeler, qui accompagnaient la plupart des maladies régnantes, ne constituent pas la nature, la gravité et le danger des fièvres

---

(1) Je me sers du mot enterite, quoiqu'il convienne peu pour désigner l'état pathologique dont nous parlons. L'intestin n'était pas seul malade ; toutes les muqueuses des voies digestives étaient affectées. Les portions de cette membrane apparentes à la vue, celles de la bouche et du pharynx se couvraient d'une éruption aphteuse, d'une espèce de muguet, quelquefois très confluent. Cette *stomatite aphteuse*, que l'on ne doit pas confondre avec les aphtes proprement dits, variait beaucoup, quant à son intensité, et ne rendait pas le pronostic plus fâcheux.

typhoïdes proprement dites. Telle est notre opinion.

§. IV.— Caractères généraux de l'Epidémie.— On ne s'attend pas à trouver ici l'énumération minutieuse de tous les symptômes qui se sont présentés. La compilation rendrait, il est vrai, ce travail facile, mais il n'apprendrait rien aux médecins, et les gens du monde, s'ils nous lisaient, en seraient probablement effrayés. Je signalerai néanmoins quelques-uns des caractères les plus généraux et les plus saillants qui se faisaient remarquer dans presque toutes les affections, et qui ont été comme le cachet de l'épidémie régnante. Ces caractères sont les suivants : période d'incubation plus ou moins longue, — rarement invasion brusque, — forme insidieuse des symptômes, — marche de la maladie lente et irrégulière, — calmes trompeurs, — recrudescences subites et inattendues, — mieux apparent, état en réalité plus grave, — quelquefois guérisons inespérées, — plus souvent début insignifiant et terminaison fâcheuse.

§. V. — Méthodes de Traitement. — D'après ce que nous avons dit de la diversité des maladies qui se sont présentées, aucune méthode de traitement n'a pu uniquement et exclusivement suffire à toutes les indications. Mais plusieurs d'entr'elles, selon les cas, et souvent dans le cours de la même maladie, ont concouru à la guérison. Je n'entrerai dans aucun détail thérapeutique à cet égard, je n'aurais rien à dire de neuf, mais je ne puis passer sous silence ce qui a été l'objet de grandes controverses médicales et même populaires, je veux parler de la *saignée* et du *sulfate de kinine*.

Il faut le reconnaître et le proclamer, parce que cette vérité pourra être utile, la méthode antiphlogistique a été le plus généralement suivie et celle qui a eu le plus de succès. En médecine, tout le monde saisit les indications quand elles sont évidentes ; le premier venu ordonne la saignée quand les symptômes inflammatoires sont très-patents ; la difficulté n'est pas là, la science serait trop facile. Ici il ne fallait pas s'attendre à cette manifestation inflammatoire ; elle n'avait pas lieu ordinairement, du moins à un haut degré, et néanmoins les émissions sanguines ont très-souvent servi à enrayer les progrès du mal et à simplifier la maladie. On ne devait pas même, en général, craindre de les réitérer ; et, à ce sujet, je citerai l'exemple d'un malade, rue d'Étigny, que j'ai vu avec M. Sentex. C'est un jeune homme d'une vingtaine d'années qui fut pris fortement d'une céphalo-entérite avec des symptômes typhoïdes, stupeur, prostration des forces, facies hébété, agitation extrême, céphalalgie intense, rêverie presque continuelle, etc., etc... (deux saignées, émolliens, révulsifs doux) marche de la maladie lente comme d'ordinaire, mais simplifiée par cette médication, avec tendance à une solution heureuse ; peu à peu mieux prononcé, enfin convalescence prochaine. Au 21e jour, il se déclare, sans cause appréciable, sans imprudence, sans le moindre écart de régime ; il se déclare, dis-je, une pleuro-pneumonie des plus aiguës. Point de côté violent, respiration difficile (à chaque inspiration, le malade poussait un cri qui s'entendait dans la rue), toux fréquente, crachement de sang, matité du poumon droit dans les deux tiers de son étendue, etc. — Malgré la période avancée, malgré les deux saignées faites au début, malgré la diète sévère suivie jusqu'alors (21 jours), on pratique une saignée de deux poëlettes ; une saignée locale est encore renouvelée douze heures après ; un large vésicatoire est mis sur le point douloureux. — Le malade est sauvé.

Mais le médecin qui n'aurait eu à sa disposition que des lancettes et des sangsues aurait été souvent fort embarrassé. Il n'aurait pu combattre, le plus ordinairement qu'un des élémens des maladies, élément d'ailleurs souvent soumis luimême au génie périodique. Je m'explique :

Indépendamment des fièvres intermittentes qui ont été très nombreuses cette année, et qui exigeaient, ici comme ailleurs, l'emploi du sulfate de kinine ; indépendamment encore des fièvres intermittentes avec des caractères pernicieux, dont nous avons vu des exemples, et dont il fallait, sous peine de mort, promptement arrêter les accès, l'observation clinique nous a démontré que la *périodicité* entrait, comme élément, ou comme complication, dans la plupart des maladies régnantes. Dans celles même qui se présentaient avec des symptômes franchement inflammatoires, nous avons eté plus d'une fois obligés de faire marcher de front et les saignées, et le sulfate de kinine (1). On aurait tort de croire que l'un de ces moyens doit exclure l'autre; les indications étaient souvent complexes, et ce n'était pas avec un seul médicament qu'on pouvait toutes les remplir.

Les fièvres intermittentes devaient être arrêtées dès le début; car, si on les laissait renouvelant, à chaque accès, des congestions sur des organes essentiels à la vie (et le cerveau était ordinairement le point de mire de ces mouvemens fluxionnaires), elles ne tardaient pas à faire naître un état pathologique plus ou moins grave, lequel, une fois déclaré, demandait un traitement particulier, sans que le médecin dût jamais perdre de vue la périodicité qui avait amené cet état et qui tendait toujours à le reproduire.

Voilà les cas où le sulfate de kinine faisait merveilles. Voilà pourquoi cette préparation a eu une vogue si générale, quoique très éphémère. Mais lorsque des phlegmasies se déclaraient ma-

---

(1) Notamment chez le malade de la rue d'Etigny, et chez beaucoup d'autres encore.

nifestes, soit du côté de la tête, soit du côté des entrailles, le sulfate de kinine, administré sans discernement, non-seulement était impuissant pour arrêter les progrès du mal, mais l'aggravait inévitablement. Néanmoins, il faut le reconnaître, il y avait des cas, et des cas nombreux, où, malgré des irritations fixées sur des organes importans, cette préparation chimique était encore nécessaire; c'était lorsqu'il y avait des redoublemens prononcés, dont l'invasion avait lieu ordinairement avec froid, et il s'est présenté beaucoup de ces circonstances. Alors, et non obstant l'état inflammatoire dont je viens de par lr, le sulfate de kinine, en frictions et même à l'intérieur, était utilement employé pour se débarrasser d'une complication fâcheuse, d'un incident de la maladie qu'il fallait combattre promptement, pour s'occuper de suite de la maladie elle-même.

Le sulfate de kinine a donc eu sa part, et sa part assez large dans le traitement des maladies durant la période épidémique. Mais je dois déclarer ici que je n'ai jamais donné ce remède dans le moment des exacerbations, comme quelque confrère le faisait, dit-on; ni pendant le redoublement de la fièvre, ni à des doses aussi fortes que celles prescrites d'après certaines de ses formules. Je ne me suis jamais écarté des préceptes que le temps et l'expérience ont confirmés, et l'on me permettra, à ce sujet, une digression qui n'est pas hors de propos. Grimaud, dans son traité des fièvres, rapporte qu'un médecin Anglais dit, en parlant du quinquine (on ne connaissait pas alors la kinine), *qu'il l'a vu souvent, donné dans les redoublemens des fièvres, décider la mort avec des anxiétés, des oppressions et des angoisses excessives. Ces malheurs étaient si fréquens à Londres du temps de Sydenham, parce que les médecins le donnaient dans le temps même de l'invasion, que ce remède était tombé dans un discrédit général, et que les médecins y avaient absolument renoncé?* Sydenham (il nous l'apprend lui-même dans son épître à Brady), est le premier qui le remit en faveur, en l'administrant d'une manière plus méthodique et en le plaçant dans un temps plus convenable.

Si l'on cherchait à connaître ce que les anciens ont pu voir et observer avant nous, on ne perdrait point le fruit des expériences déjà faites, on ne se laisserait point entraîner vers des systèmes que l'on croit nouveaux, tandis qu'ils ont été depuis plus de deux siècles reconnus dangereux. Cette réflexion n'est pas neuve non plus, mais il en est des vérités comme des erreurs : elles sont de tous les temps et de tous les lieux.

Ceci a été écrit vers le quinze mai. Les orages survenus à la fin de ce mois ont amené un refroidissement notable dans la température : aussi avons-nous vu depuis cette époque, une recrudescence dans les maladies existantes, et le nombre des malades devenir plus grand. — Les mêmes causes produisent les mêmes effets.

www.ingramcontent.com/pod-product-compliance
Ingram Content Group UK Ltd.
Pitfield, Milton Keynes, MK11 3LW, UK
UKHW020910140726
13695UKWH00006B/2434

9 782016 168882